AF232841

DU TRAITEMENT

DE LA DIPHTHÉRIE

Et de ses deux principales manifestations,

L'ANGINE PHARYNGÉE, ET LARYNGÉE OU CROUP,

par

le Docteur L. VASLIN.

ANGERS,

IMPRIMERIE DE LAINÉ FRÈRES, RUE SAINT-LAUD, 9.

—

1872.

A

M. LE DOCTEUR BERGERON

MÉDECIN DE L'HOPITAL Ste-EUGÉNIE

MEMBRE DE L'ACADÉMIE DE MÉDECINE

OFFICIER DE LA LÉGION-D'HONNEUR.

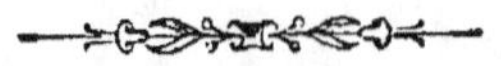

DU TRAITEMENT

DE LA DIPHTHÉRIE

Et de ses deux principales manifestations

L'ANGINE PHARYNGÉE, ET LARYNGÉE OU CROUP.

« La Diphthérie, dit Trousseau, intoxique à la façon des maladies pestilentielles. » L'intoxication se révèle par des troubles généraux et des manifestations locales *sui generis*.

Le retentissement général est bénin ou grave. Bénin, il passe presque inaperçu, la manifestation locale est tout : c'est ce que l'on verra dans la plupart des angines que je rapporterai. Grave, il se caractérise par des phénomènes ataxiques et ataxo-adynamiques, au milieu desquels les déterminations locales ne sont presque rien, l'enfant est pâle, prostré, délirant, prédisposé aux hémorrhagies cutanées et muqueuses ; arrive le refroidissement général et souvent la mort, sans que les accidents locaux aient pris quelque part à cette issue fatale.

A ces deux manières d'être de la diphthérie, il en est une intermédiaire, dans laquelle la maladie combine ses effets généraux et locaux, les derniers jouant le principal rôle destructeur. Je veux parler de la diphthérie croupale ou, pour mieux dire, du croup avant et après la trachéotomie.

Avant la trachéotomie, c'est l'asphyxie mécanique par l'obstruction du larynx, qui se joint à l'intoxication pour

<hr>

[1] Clin. de l'Hôtel-Dieu.

détruire. Après l'opération, c'est la perte de sang, quand elle a été considérable et surtout la broncho-pneumonie, issue de l'état local et général, qui font le plus grand nombre de victimes.

Par les alcooliques on peut combattre avantageusement la nature intoxicante de la diphthérie, l'adynamie qu'elle engendre, les pertes sanguines auxquelles elle expose, la broncho-pneumonie qui en naît.

Par les balsamiques et le cubèbe on peut modifier la nature inflammatoire des muqueuses, favoriser la chute et prévenir la formation des fausses membranes.

Par les vomitifs on peut faciliter l'exfoliation des fausses membranes.

Par la trachéotomie on peut conjurer l'asphyxie résultant de l'obstruction limitée au larynx.

1° L'alcool est indiqué par la nature septique de la ma-

ladie.

Contre les fièvres graves, les alcooliques sont depuis longtemps en usage. Vers la fin du siècle dernier, dans les écoles de la Faculté de médecine de Reims, on agitait beaucoup la question de l'emploi des vins mousseux de Champagne dans les fièvres putrides et autres maladies de même nature. Cette doctrine thérapeutique est toujours demeurée en vigueur, et, de nos jours, son domaine s'étend de plus en plus.

Considérant, comme Trousseau, la diphthérie comme une sorte de maladie septique, l'idée de lui opposer les spiritueux n'a donc rien que de très-rationnel.

2° L'alcool est indiqué par les troubles adynamiques qu'en-

gendre la maladie.

Cliniquement nous trouvons une démonstration des plus évidentes de l'emploi des alcooliques dans la diphthérie. En effet contre la dépression des forces, la prostration, la cessation de l'hematose, l'adynamie, en un mot, dans les maladies, est-il un agent thérapeutique d'un emploi plus judicieux que l'alcool à titre de stimulant. La diphthérie n'estelle pas une affection qui adynamise le plus souvent très-profondément et qui nécessite par suite les secours des excitants diffusibles ?

3° L'alcool est indiqué par les hémorrhagies inhérentes à la maladie elle-même et à l'intervention chirurgicale qu'elle impose souvent : la trachéotomie.

Les hémorrhagies, qu'elles soient purement traumatiques ou sous la dépendance d'une crase sanguine, sont avantageusement combattues par les alcooliques.

Certains auteurs les conseillent dans l'hémoptysie. En Angleterre, c'est une pratique très-répandue que l'usage de l'eau-de-vie ou du rhum dans les hémorrhagies en général et surtout les métrorrhagies. Campbell et le professeur Pajot sont très-partisans de leur emploi dans la dernière circonstance.

Chez une malade atteinte de purpura hémorrhagique et réduite à l'état le plus grave, Dulaure obtint la guérison en donnant le vin à haute dose [1]. Enfin, un traumatisme entraîne la perte d'une grande quantité de sang et rend le blessé presque exsangue, on s'empresse de le ranimer par un excitant alcoolique.

Dans la diphthérie en général et le croup en particulier que voyons-nous ?

Un enfant qui a le sang profondément altéré et enclin à s'extravaser spontanément, qui vient d'en perdre une plus ou moins grande quantité en subissant la trachéotomie, qui est enfin sous la dépression du traumatisme et de l'embarras de la circulation : autant de conditions réclamant l'emploi des spiritueux.

4° Alcool indiqué par la broncho-pneumonie consécutive au croup.

On sait de quel secours est la potion de Tood contre la pneumonie entée sur un organisme déjà débilité ou abattu

---

[1] Alcool. — Dictionnaire des sciences médicales.

d'emblée. Dans ses Conférences cliniques de la Pitié, M. le professeur Béhier nous a démontré théoriquement et expérimentalement les grands avantages de l'eau-de-vie dans les phlegmasies pulmonaires primitives ou secondaires. (36 cas, 29 guérisons[1].)

Inutile de m'étendre ici sur la fréquence et la gravité de la broncho-pneumonie des opérés de croup. Cette funeste complication a été savamment étudiée dans ses développements et ses conséquences par deux médecins des hôpitaux de Paris, pleins de compétence, MM. Millard et Peter. C'est par elle que sont enlevés presque tous les trachéotomisés qui succombent. Dans le compte-rendu qui suit on en trouvera une nouvelle preuve.

Rien d'étonnant que la broncho-pneumonie, si commune à titre de complication dans toutes les maladies générales de l'enfant, ne l'atteigne si facilement quand il est diphthérisé et de plus trachéotomisé.

C'est en effet un support frêle par lui-même, affaibli par l'intoxication diphthéritique qui porte, du côté de l'appareil laryngo-bronchique, une inflammation plus ou moins étendue et une solution de continuité, irritée continuellement par la canule. Deux lésions locales très-propres à concentrer vers l'appareil respiratoire une phlegmasie secondaire à laquelle prédispose l'état général.

Pour prévenir l'éclosion de la broncho-pneumonie ou la combattre lorsqu'elle s'est développée, peut-on mieux s'adresser qu'à la médication alcoolique? Médication la plus apte à fournir à l'économie une somme de forces et de résistance suffisante, pour la mettre à la hauteur de la tâche qu'on lui demande.

2° Les basalmiques et en particulier le copahu et le cubèbe sont indiqués par la nature de l'inflammation des muqueuses.

La diphthérie, avons-nous dit, suscite une inflammation *sui generis* des muqueuses, qui engendre un exsudat

---

[1] Conférences cliniques faites à l'hôpital de la Pitié , 1861-1862 , Paris.

membrani-forme. La composition des fausses membranes doit peu nous occuper. L'état morbide de la muqueuse mérite spécialement notre attention ; l'ayant bien saisi, on concevra sans peine l'aptitude à le modifier, que possèdent les balsamiques et le cubèbe.

Sous l'exsudat diphthéritique ou trouve la muqueuse rouge violacée, tomenteuse, saignante, laissant transsuder le sang à travers les fausses membranes, de là les fausses membranes noires. A ce degré d'altération, la couche épithéliale, pour peu qu'elle soit crodée ou que l'on tente l'avulsion des exsudats diphthéritiques, se gonfle autour d'eux et les fait paraître enfoncés dans son épaisseur. On croirait, dit Brétonneau, avoir sous les yeux un ulcère sordide avec une perte de substance considérable. Enfin que les fausses membranes se détachent et se mêlent à de nouvelles secrétions liquides de la muqueuse, on a un ensemble dont l'aspect simule un sphacèle, cependant la muqueuse n'est que superficiellement atteinte.

En somme, on rencontre là tous les caractères d'une inflammation de mauvaise nature, peu profonde, analogue à beaucoup d'autres inflammations spécifiques et réfractaires, que nous ne pouvons guérir qu'en leur substituant une phlogose artificielle, au moyen d'agents thérapeutiques dont l'effet et la portée nous sont connus.

On connaît les effets et la portée des balsamiques et du cubèbe. On sait qu'en s'éliminant par les muqueuses de l'appareil respiratoire et autres, ils ont la propriété d'y déterminer une espèce d'irritation artificielle, franche, capable de faire cesser un état pathologique peu profond, c'est-à-dire, limité à la couche épithéliale.

De là l'heureuse idée instituée par le docteur Trideau d'Andouillé (Sarthe), et acceptée par plusieurs médecins des hôpitaux de Paris, d'employer ces médicaments contre les productions diphthéritiques.

La réaction franche, la modification salutaire qu'ils impriment, semblent apparaître dans toute leur netteté, sur les muqueuses gutturales et pharyngée, considérées au moment de la disparition des fausses membranes.

La disparition de celles-ci s'effectue ordinairement, insensiblement, par désagrégation moléculaire. Alors la muqueuse est d'un rouge vif, sèche, ferme, d'un aspect bien différent de celui que nous lui connaissons lors de la genèse des exsudats diphthéritiques.

Les basalmiques et le cubèbe sont aptes à exercer sur la peau la même action substitutive que sur les muqueuses. Chez les sujets saturés de ces médicaments, les éruptions cutanées qu'ils produisent sont une preuve évidente de leur élimination par l'enveloppe tégumentaire et de leur action irritante sur elle.

Aussi en vertu de cette irritation artificielle, peut-on voir disparaître les fausses membranes cutanées, c'est-à-dire, celles qui se développent sur la peau transformée en une véritable muqueuse par l'ablation de sa couche épidermique. Il se passe une modification substitutive identique à celle qui s'opère pour la chute des exsudats des muqueuses proprement dites.

6° *Vomitifs indiqués comme agents mécaniques, pour faciliter l'expulsion des fausses membranes, trachéotomie indiquée pour conjurer l'asphyxie résultant de l'obstruction limitée au larynx.*

Ce n'est qu'à titre d'adjuvants que je place à la suite des deux médications précédentes, les vomitifs, quelques topiques et la trachéotomie.

Les vomitifs ont une assez grande importance. Par les secousses qu'ils impriment au pharynx et à tout l'appareil respiratoire, ils aident l'exfoliation ou la chute des fausses membranes, déjà préparée par l'action du cubèbe. Parmi les vomitifs nous avons vu employer le tartre stibié, l'ipéca, le sulfate de cuivre. Il est à remarquer que l'ipéca déprime beaucoup moins que le tartre stibié et possède une action aussi énergique.

Le sulfate de cuivre, plus actif que les deux précédents, mais aussi plus irritant, est seulement mis en usage dans les cas pressants, lorsque l'on veut provoquer rapidement les vomissements. Dans la majorité des cas on peut donc s'en tenir à l'ipéca.

Il faut être sobre de topiques. Lorsque l'haleine est fétide, dans les angines, il est bon d'avoir recours à des injections de vin aromatique ou d'eau de chaux. Mais nous ne saurions trop nous élever contre les cautérisations. Du reste plus loin nous en ferons ressortir l'inutilité et les inconvénients.

Le larynx ou plutôt la glotte est encombrée de fausses membranes, le cubèbe et les vomitifs sont impuissants à les expulser, l'asphyxie se déclare ; il faut en venir à la trachéotomie, ressource extrême, mais précieuse que les succès ont désormais consacrée, comme un auxiliaire puissant de la guérison du croup.

Quand faut-il pratiquer la trachéotomie ?

Il n'est pas un homme de l'art un tant soit peu versé dans le traitement du croup, qui ne regarde l'opération comme indiquée, sitôt que le tirage cervical et abdominal est très-prononcé, sitôt que l'air ne peut presque plus pénétrer dans les poumons, c'est-à-dire, lorsque l'oreille appliquée des deux côtés de la poitrine ne perçoit plus le murmure vésiculaire.

Attendre plus longtemps, c'est-à-dire la période asphyxique confirmée, c'est une expectation très-funeste, parce qu'elle laisse la vie s'amoindrir de plus en plus dans un organisme, qui aura besoin d'une certaine somme de forces pour lutter contre les suites de l'opération et la maladie elle-même, parce que si l'opérateur n'a pour lui l'habitude de la trachéotomie, il est à craindre que le petit patient ne succombe pendant l'opération.

OBSERVATIONS. — Comme sanction du traitement que je viens d'exposer, suit le résumé de tous les faits, que j'ai observés dans le service de mon excellent maître, M. le docteur Bergeron, pendant mon internat à l'hôpital Ste-Eugénie, [1] à Paris.

____

[1] Extrait de la Gazette des Hôpitaux, mars 1870.

42 cas de diphthérite ont été observés, dans le service de M. Bergeron, pendant l'année 1869, dont 8 angines, 34 croups.

Sur 8 angines, 7 se sont terminées par la guérison, la 8ᵉ par la mort, qui a été consécutive à une paralysie diphthéritique généralisée.

La diphthérite pharyngée a été primitive dans presque tous les cas. Les fausses membranes siégeaient principalement sur les amygdales. Dans 2 cas, la tuméfaction tonsillaire a été portée au point de gêner très-notablement la respiration. Cependant le gonflement inflammatoire s'est résous sans produire d'accidents. De même l'engorgement ganglionnaire cervico-médullaire, qui a été constant et porté à divers degrés d'intensité, s'est toujours terminé par résolution.

Les symptômes généraux se sont bornés, dans la majorité des cas, à ceux d'une légère réaction fébrile. Chez deux enfants, est apparu un *subdelirium* très-passager, qui n'a aucunement aggravé la maladie.

Un seul médicament, le cubèbe, a été administré, chez tous les enfants, sous forme de saccharure, à la dose de 20 grammes par jour. Aucun traitement n'a été dirigé sur les organes envahis par les fausses membranes. Celles-ci se sont dissoutes sur place, leur durée et celle de la maladie n'ont pas dépassé dix jours. C'est vers cette époque qu'est survenue la paralysie diphthéritique, dont nous avons signalé la funeste conséquence. Après avoir débuté par le voile du palais, elle a gagné les muscles thoraciques et déterminé l'asphyxie. L'électricité a été vainement employée pour combattre son envahissement.

L'autopsie n'a révélé aucune altération dans les nerfs et muscles des organes paralysés. Leur examen histologique a été fait par M. Lépine.

Sur les 34 croups, 13 ont guéri ; dont 3 sans opération, 10 avec opération. 21 ont succombé, 1 seul sans opération. En somme, sur 34 croups, 30 ont dû être trachéotomisés.

Les 34 croups que nous avons observés se sont développés chez des enfants de 16 mois à 9 ans.

Au-dessous de 3 ans, nous n'avons pas obtenu de guérison.

La maladie a été primitive chez 32 enfants, secondaire chez 2 seulement. Ces 2 enfants ont succombé.

Dans tous les cas où nous avons pu avoir des renseignements précis sur le début de la diphthérite laryngée, nous avons noté que, deux ou trois jours avant l'apparition des troubles locaux, les enfants étaient pris de fièvre, puis de dysphagie, et le plus souvent de toux catarrhale.

La majorité des petits malades présentaient des fausses membranes sur l'isthme, en même temps que se manifestaient les signes d'envahissement du larynx par les mêmes produits. Chez un certain nombre, l'organe de la phonation a été pris d'emblée; l'isthme, dans ce cas, a presque toujours offert un aspect normal; parfois, cependant, on a constaté une légère vascularisation de la surface des amygdales et des piliers du voile du palais. L'atteinte primitive du larynx par la diphthérite a été celle des deux croups secondaires : l'un, s'est déclaré pendant la période d'éruption de la rougeole; l'autre, dans le cours d'une bronchopneumonie consécutive à la même fièvre éruptive. Enfin, le développement et la propagation de la diphthérite des bronches, vers le larynx, mode d'invasion de la laryngite pseudo-membraneuse, qu'on désigne sous le nom de croup *ascendant*, s'est montré chez deux malades; l'un d'eux a guéri, il avait 9 ans.

En observant, comme nous venons de le voir, les trois modes d'invasion du croup sur lesquels les auteurs ont appelé l'attention, nous n'avons remarqué l'engorgement cervical et sous-maxillaire que dans les cas où la laryngite pseudo-membraneuse était accompagnée de fausses membranes à l'arrière-gorge.

D'après les commémoratifs, car presque tous les enfants nous ont été apportés à une période qui nécessitait immédiatement la trachéotomie, la maladie a rapidement produit l'obstruction du larynx, malgré l'emploi de médications actives.

Tous les enfants, en effet, avant leur admission avaient été traités à domicile par des vomitifs répétés. Aux principaux évacuants, ipéca, tartre stibié, sulfate de cuivre, on avait joint, dans différents cas, l'émission sanguine locale, la cautérisation au nitrate d'argent; lorsqu'il existait une angine prodromique, les fumigations de cinabre, le soufre à l'intérieur.

Sitôt leur admission, tous les malades sans exception ont été soumis à l'usage du cubèbe. Mais, pour juger de l'action de ce médicament, il importe de tenir compte des conditions que présentaient, à leur réception, les 34 malades.

1° 7 seulement ont été apportés dans le cours de la première à la seconde période, alors que la voix commençait à s'éteindre, que la toux demeurait catarrhale, qu'il n'existait qu'un peu de tirage abdominal et que le murmure vésiculaire allait s'affaiblissant.

Ces 7 enfants ont guéri : 3 sans opération, 4 après avoir été trachéotomisés.

Des 3 premiers, 2 portaient des fausses membranes à l'arrière-gorge. Les produits se sont dissous sur place, et à mesure qu'ils disparaissaient pour cesser de se reproduire, les troubles laryngés s'amendaient aussi graduellement. Chez le troisième, dont le croup avait débuté d'emblée par le larynx, les accidents se sont calmés, grâce à l'expulsion de lambeaux pseudo-membraneux considérables. La durée du croup, dans ces trois cas, a été en moyenne de huit jours.

Chez les trois autres, bien que soumis à l'emploi du cubèbe, dans les mêmes conditions que les trois précédents, les accidents laryngés se sont de plus en plus accentués. Deux ont été trachéotomisés vingt-quatre heures après leur entrée; le troisième, au bout de quarante-huit heures. La guérison a été rapide dans les trois cas. Elle s'est effectuée en neuf jours pour le premier, treize jours pour le second. Le troisième a été pris, le huitième jour de l'opération, d'une arthrite du genou droit, qui s'est bornée simplement à retarder la cicatrisation de la plaie.

2° 27 enfants sont entrés dans un état réclamant immédiatement la trachéotomie. Tous présentaient, comme indications urgentes de l'opération, une apnée complète dans toute l'étendue des deux poumons. L'asphyxie concomitante était portée à un degré plus ou moins profond. Trois malades ont été apportés *in extremis*.

Les 27 croups dont je viens de décrire sommairement la situation ont tous été opérés, tous ont été également soumis à l'usage du cubèbe immédiatement après l'ouverture de la trachée. Lorsque celle-ci a entraîné une perte de sang assez notable, ou que, sans accident opératoire, la dépression vitale était très-marquée, on a joint le rhum au cubèbe. Chez ceux qui, après l'ablation définitive de la canule, étaient exempts d'accidents, le cubèbe a été supprimé ; mais son usage a été prolongé lorsqu'il existait un catarrhe des muqueuses trachéale et bronchique. L'alcool a été continué, à titre d'excitant, jusqu'à ce que les forces fussent complétement rétablies.

Sur les 27 croups ainsi traités après l'opération, 7 ont survécu, 20 ont succombé.

La guérison s'est, en moyenne, effectuée en l'espace de vingt jours. Dès le quatrième ou le cinquième jour, les enfants cessaient de rejeter des fausses membranes par la canule. Le larynx rendait déjà, à cette époque, des sons assez nets, lorsqu'on rapprochait les lèvres de l'ouverture trachéale. L'époque de l'ablation définitive de la canule a varié entre le cinquième et le vingt-cinquième jour. Une telle variation dans le temps le plus délicat et le plus périlleux du traitement du croup, a tenu à deux complications, dont la marche et la durée sont fort irrégulières.

La première, c'est le catarrhe de la muqueuse trachéale et bronchique, qui succède à leur diphthérite et surtout à leur irritation par le séjour de la canule. On enlève celle-ci pour prévenir le mal. Mais bientôt des mucosités épaisses sont chassées par les efforts de toux vers le larynx et la plaie trachéale ; elles s'y accumulent et bouchent les voies qui naguère offraient un libre accès à l'air. La suffocation devient menaçante, on est obligé de remettre la canule pour faciliter la sortie des mucosités et l'entrée de l'air. Ces accidents se répètent plusieurs fois par jour et pendant un temps plus ou moins long. Toutefois, l'hypersécrétion se tarit peu à peu, et sa suppression paraît activée par l'emploi prolongé du cubèbe.

La seconde complication, moins fréquente que la précédente, mais plus rebelle, est la paralysie des organes de la déglutition. Les liquides passent dans le larynx et la trachée. Surviennent des accès de suffocation, qui obligent à réintroduire la canule. L'enfant est exposé à ces troubles chaque fois qu'il boit un peu vite ; jusqu'à ce que l'innervation du voile du palais et du pharynx ait recouvré son intégrité. Les accidents paralytiques disparaissent à mesure que se dissipe l'intoxication diphthéritique.

Les 20 enfants qui ont succombé peuvent être répartis comme il suit :

1º Trois sont morts à la fin de l'opération, parce qu'ils ont été apportés *in extremis* et que la trachéotomie n'a pu être pratiquée assez rapidement.

2º Deux sont décédés au bout de vingt-quatre heures, bien que l'opération, exécutée avec promptitude, ait permis le libre accès de l'air dans les poumons. Mais l'intoxication diphthéritique, jointe à un degré extrême d'asphyxie, avait jeté les deux malades dans un anéantissement tel que les forces ne purent se relever.

3º Dix ont succombé du deuxième au quatrième jour. Chez tous, la trachéotomie avait produit un soulagement instantané, aussi favorable qu'on pouvait le désirer. 9 ont été enlevés par la broncho-pneumonie, survenue immédiatement après l'opération, et existant probablement chez quelques-uns avant l'ouverture de la trachée. Le deuxième, âgé de 7 ans, a été emporté subitement par un accès de suffocation ; accident qui a été occasionné par une fausse membrane détachée des grosses bronches et projetée dans l'ouverture de la trachée, alors que la canule venait d'être enlevée.

4º Trois ont succombé du huitième au douzième jour. Les suites de l'opération se passèrent régulièrement. Dès le quatrième jour, les petits malades, qui avaient rejeté à plusieurs reprises des fausses membranes, commençaient à respirer sans canule. Il était permis d'espérer leur guérison. Mais le cinquième jour, la plaie trachéale prit un aspect grisâtre, se dessécha, s'ulcéra sur ses bords et profondément. En même temps les enfants pâlirent, la peau devint très-chaude, le pouls très-fréquent, la respiration laborieuse. Une broncho-pneumonie s'était déclarée. L'emploi de l'alcool soutint les forces encore pendant quelques jours, et la terminaison ultime arriva au milieu de l'adynamie la plus profonde.

5º Un enfant de 21 mois a survécu quinze jours à l'opération. Il était arrivé au huitième jour, pouvant respirer sans canule, mais refusant de s'alimenter. On espérait le nourir à l'aide de la seconde œsophagienne, jusqu'à ce que les forces digestives se réveillant, l'enfant acceptât de s'alimenter lui-même. Mais la mère le reprit, et il succomba peu de temps après sa sortie.

6° Un enfant âgé de 3 ans mourut le vingtième jour de l'opération, par suite de broncho-pneumonie. Il présenta, le sixième jour, une belle éruption cubébique accompagnée de fièvre. Vers le douzième jour, l'éruption était complétement disparue et l'enfant respirait sans canule. A la même époque, se déclara, sans cause appréciable, la complication pulmonaire à laquelle il succomba.

En somme, sur les 20 décès que nous venons de passer en revue — 4 sont dus à l'asphyxie croupale et à l'intoxication diphthéritique ; on peut même joindre à ces deux causes le traumatisme ; — 1 à une asphyxie subite purement accidentelle ; — 15 à la broncho-pneumonie secondaire de nature diphthéritique.

Pour compléter le nombre des décès, malheureusement déjà trop élevé, nous ajouterons en dernier lieu, le seul croup qui soit mort sans être opéré. Mais, dans ce cas, la trachéotomie n'était pas indiquée. Le larynx demeurait perméable, et la mort résulta presque uniquement de l'intoxication diphthéritique.

La médication de ce malade fut la même que celle des précédents : cubèbe et alcool. On n'observa pas la plus légère amélioration sous l'influence de ce traitement ; la maladie engendra la mort par un anéantissement lent, et progressif de l'économie.

CONCLUSIONS. — Nous avons vu toutes les angines se terminer par la guérison, une seule exceptée ; mais la mort a été la conséquence d'une paralysie généralisée, accident contre lequel le cubèbe ne peut évidemment rien. Ce médicament, comme nous l'avons fait remarquer, ne s'attaque qu'aux manifestations diphthéritiques des muqueuses, et il a, ce semble, puissamment contribué à leur disparition. Les observations d'angines, résumées dans notre statistique, paraissent établir que le cubèbe a imposé aux fausses membranes les limites qu'elles avaient primitivement pour les dissoudre sur place et prévenir ainsi leur propagation au larynx.

Il n'est certes pas douteux que l'angine diphthéritique ne guérisse parfois d'elle-même, c'est-à-dire sans médication. Mais cette guérison spontanée est exceptionnelle et ne doit pas nous encourager dans une fausse sécurité sur les ressources de la nature, et, par suite, dans l'abstention des moyens thérapeutiques.

L'idée de cautériser les surfaces envahies par les produits diphthéritiques, mise en vigueur par Bretonneau et Trousseau, est encore malheureusement trop accréditée, et cela, malgré les attaques les plus vraies, les plus rationnelles, déjà dirigées contre elle. On crayonne, comme on peut, avec le nitrate d'argent, l'arrière-gorge des enfants, le plus souvent au prix de difficultés inouïes. Empêcher par une modification particulière qu'imprime le caustique aux muqueuses, la reproduction des fausses membranes et leur extension au larynx, tel est le but que se proposent les partisans de la cautérisation. Mais on peut hardiment leur objecter que les accidents qu'ils s'efforcent de conjurer, le cubèbe les combat plus facilement et plus sûrement que les topiques irritants.

Plus facilement. Les enfants, en effet, acceptent assez volontiers, de 10 à 20 grammes de saccharure de cubèbe par jour. On leur donne cette quantité en plusieurs prises, et dissoute dans l'eau. Mais lorsqu'il s'agit de leur pratiquer une cautérisation, c'est engager une lutte véritable, qui ne laisse pas que d'être très-fatigante pour les petits malades et très-laborieuse pour le médecin.

Plus sûrement. Le cubèbe et les balsamiques, le premier surtout, pénètrent facilement l'économie pour aller tarir la source des sécrétions muqueuses ; de là leur propriété de supprimer la sécrétion pseudo-membraneuse. Le nitrate d'argent et autres cathérétiques n'agissent que par leur contact, encore faut-il ajouter qu'ils n'atteignent qu'avec peine la muqueuse protégée, si je puis m'exprimer ainsi, par l'exsudat diphthéritique, épais et très-adhérent. Leur action est momentanée, locale, celle du cubèbe, continue et générale. Enrayer une maladie étendue à toute l'économie, par un médicament qui en poursuit les effets sur les principaux points où elle se localise ; tel est le rôle du cubèbe par rapport à la diphthérite des muqueuses, rôle que le nitrate d'argent et ses succédanés ne peuvent remplir.

La cautérisation a, en outre, un très-grave inconvénient, signalé par Fischer et Bricheteau et dont nous avons été témoins plusieurs fois, celui de laisser après elle du dégoût pour les aliments et de la dysphagie. Ce double accident serait à lui seul suffisant pour détourner de l'emploi des caustiques tout médecin qui a apprécié l'extrême importance de l'alimentation chez les enfants en proie à la diphthérite.

En passant à l'étude de la médication cubébique dans le croup, nous nous prenons à regretter que les enfants nous aient été apportés, la plupart, à une période de la maladie qui nécessitait presque immédiatement la trachéotomie. En effet, sur six que nous avons reçus dans le cours de la première à la seconde période, trois ont guéri sans opération. Ces faits, nous les signalons tout spécialement à l'attention de ceux qui sont appelés auprès des petits malades dès le début de l'affection. C'est à cette période du croup, que le médicament a le plus d'action, parce que les grandes fonctions ne sont pas encore assez troublées, pour gêner son absorption. Il est bon d'aider l'expulsion des fausses membranes, quand elles ont de la tendance à s'éliminer pendant l'administration du cubèbe, par l'emploi d'un ou plusieurs vomitifs. Ils doivent être choisis parmi les moins déprimants : l'ipéca, le sulfate de cuivre.

La trachéotomie, procédé rapide, aidée du cubèbe et de l'alcool, a donné des succès nombreux. Sur trente enfants ainsi traités, dix ont guéri.

Excutée rapidement, la trachéotomie a le grand avantage d'épargner à l'enfant une perte de sang aussi considérable que celle qui doit se produire dans le procédé lent. Pour une existence débile et profondément déprimée par la diphthérie, la quantité de sang que lui coûte la trachéotomie est beaucoup à considérer.

Le cubèbe, après l'opération, semble favoriser l'élimination des fausses membranes, et combattre efficacement l'état catarrhal de la muqueuse laryngo-trachéale, succédant à la diphthérite ou à l'irritation produite par la canule. Toutefois, on est obligé, dans certains cas, de cesser l'emploi du médicament prématurément, parce qu'il détermine de la diarrhée ou que le petit malade ne veut plus l'accepter.

L'alcool uni au cubèbe, tantôt immédiatement, tantôt quelques jours après l'opération, suivant les indications que nous avons données, constitue également un puissant auxiliaire de la trachéotomie dans le traitement du croup. N'est-il pas rationnel de réunir contre la diphthérie, deux forces médicatrices, destinées l'une à supprimer la sécrétion pseudo-membraneuse, pendant que l'autre fournit à l'économie les moyens de triompher de l'intoxication.

Quatre enfants, qui n'ont succombé que du huitième au vingtième jour après l'opération, ont dû, évidemment, cette résistance à l'emploi de l'alcool. S'ils eussent été placés dans un milieu plus favorable que celui d'une salle d'hôpital, ils auraient probablement survécu.

ANGERS , IMPRIMERIE DE LAINÉ FRÈRES , RUE ST-LAUD , 9.